BEI GRIN MACHT SICH IHR WISSEN BEZAHLT

AF137968

- Wir veröffentlichen Ihre Hausarbeit,
  Bachelor- und Masterarbeit

- Ihr eigenes eBook und Buch -
  weltweit in allen wichtigen Shops

- Verdienen Sie an jedem Verkauf

Jetzt bei www.GRIN.com hochladen
und kostenlos publizieren

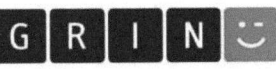

Case Management in der zahnärztlichen Versorgung. Ein Handlungskonzept für Bruxismus

Sibylle Lowag

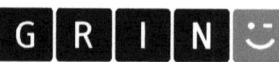

Bibliografische Information der Deutschen Nationalbibliothek:

Die Deutsche Nationalbibliothek verzeichnet diese Publikation in der Deutschen Nationalbibliografie; detaillierte bibliografische Daten sind im Internet über http://dnb.d-nb.de abrufbar.

ISBN: 9783389088746
Dieses Buch ist auch als E-Book erhältlich.

Druck und Bindung: Books on Demand GmbH, Norderstedt Germany
Gedruckt auf säurefreiem Papier aus verantwortungsvollen Quellen

Das vorliegende Werk wurde sorgfältig erarbeitet. Dennoch übernehmen Autoren und Verlag für die Richtigkeit von Angaben, Hinweisen, Links und Ratschlägen sowie eventuelle Druckfehler keine Haftung.

Das Buch bei GRIN: https://www.grin.com/document/1520051

FOM Hochschule für Oekonomie und Management gGmbH

Hochschulzentrum München

Berufsbegleitender Studiengang

Gesundheitspsychologie & Medizinpädagogik

7. Semester

Seminararbeit im Fach

Case Management

Case Management in der zahnärztlichen Versorgung – ein Handlungskonzept für Bruxismus

Abgabedatum: 07.06.2023

Inhaltsverzeichnis

Inhaltsverzeichnis... II

Abbildungsverzeichnis.. III

1   Einleitung 1

    1.1   Hintergrund 1

    1.2   Problemstellung und Relevanz des Themas....................................... 1

    1.3   Ziel und Fragestellung 2

    1.4   Aufbau der Arbeit.. 3

2   Theoretischer Hintergrund Case Management 3

    2.1   Definition Case Management... 3

    2.2   Funktionen 4

    2.3   Phasen... 6

3   Theoretischer Hintergrund Bruxismus... 8

    3.1   Definition Bruxismus 8

    3.2   Folgen und Ätiologie von Bruxismus.. 8

    3.3   Aktuelle Vorgehensweise und Herausforderungen.............................. 9

4   Case Management innerhalb der zahnärztlichen Versorgung am Beispiel von Bruxismus.. 10

    4.1   Modell und Funktion des Case Managers innerhalb der zahnärztlichen Versorgung 10

    4.2   Ablauf des Case Management.. 12

    4.3   Ziele des Case Management 17

5   Fazit 18

Literaturverzeichnis 20

Abbildungsverzeichnis

Abbildung 1: Phasen des Case Management 6

Abbildung 2: Interdisziplinäre Netzwerke relevanter Experten 16

1 Einleitung

1.1 Hintergrund

Fachkräfte im Gesundheitswesen sehen sich bei der Behandlung und Unterstützung von Patienten zunehmend mit höheren Herausforderungen konfrontiert. Die Vielschichtigkeit der Beschwerdebilder und Lebenswelten von Patienten haben zugenommen und fordern Berücksichtigung. Zusätzlich erschwert eine unübersichtliche Versorgungslandschaft Patienten die selbstständige zielführende Orientierung und sie benötigen Unterstützung bei der Suche geeigneter Angebote. Gleichermaßen steigt für das Fachpersonal die Forderung nach einer wirtschaftlich effizienten und nachweisbar qualitätsvollen Leistungserbringung (vgl. Micheelis et. al., 2010, S. 16–18). Um eine patientenorientierte Behandlung und ökonomisch qualitätsvolle Arbeitsweise vereinbaren zu können, bestehen zudem häufig nicht die notwendigen Voraussetzungen. Personalmangel, fehlende Versorgungs- und Finanzierungsstrukturen sowie ineffiziente Arbeitsvorgänge erschweren die Lösung des Problems. Zunehmend wird nach Bewältigungsstrategien gesucht.

In diesem Problemfeld liegt der Einsatz des Case Management begründet (vgl. Ewers, 1996, S. 3). Case Management als Handlungskonzept bietet eine strukturierte und zielgerichtete Möglichkeit, eine ressourcenschonende, angemessene Leistungserbringung zu erreichen.

Während Case Management in der hausärztlichen Versorgung bereits etabliert ist, findet es innerhalb der zahnärztlichen Versorgung als solches noch keine Anwendung (vgl. Wendt, 2018, S. 71).

Am Beispiel des Beschwerdebildes Bruxismus lässt sich die Relevanz der dargestellten Problematik nachvollziehbar erläutern.

1.2 Problemstellung und Relevanz des Themas

Auch heute noch ist die zahnmedizinische Behandlung von einer weitgehend somatisch-technischen Sichtweise geprägt. Mit der Zunahme psychischer Erkrankungen sowie der Komplexität der Lebenswelten von Patienten sind Zahnärzte gefordert, psychosozialen Aspekten bei der Diagnostik und Patientenbegleitung einen höheren Stellenwert einzuräumen. Studienergebnissen zufolge ist davon auszugehen, dass bei 20% der Patienten, die in die Zahnarztpraxis kommen, psychosomatische Faktoren behandlungsrelevant werden. Dies kann sich in Form von Komorbidität bei bestimmten Erkrankungen oder als Erschwernis der Behandlungsmöglichkeit durch psychische Beeinträchtigungen äußern (vgl. Leitlinien Psychosomatik, 2006, S. 19). Folglich sind die Orientierung an einem biopsychosozialen Krankheitsverständnis und Behandlungsansatz sowie die Aufklärung der Patienten über die Zusammenhänge für eine langfristig erfolgreiche Versorgung von elementarer Bedeutung. Eine rein fachdisziplinäre somatische Herangehensweise stellt sich häufig als unwirksam, ineffizient und kostenintensiv dar.

Bruxismus wird den Störungsbildern mit psychosomatischer Komponente zugeordnet und als das meist zunehmende Beschwerdebild von Zahnärzten beobachtet (vgl. Micheelis, et.al., 2010, S. 13–14). Mit der Corona Pandemie hat das Phänomen eine neue Aktualität erfahren und ist in den Fokus der Aufmerksamkeit von Patienten, Ärzten und Forschung gerückt. Es konnte ein Zusammenhang mit psychosozialem Stress nachgewiesen werden (vgl. Emodi-Perlman, et al., 2020, S. 1–12). Auch im Sprachgebrauch weisen Ausdrucksweisen auf diesen Zusammenhang hin (z. B. „beiß die Zähne zusammen" oder „da habe ich mich durchgebissen"). Der Kiefer funktioniert spürbar als Stressbewältigungsorgan und Ventil bei Anspannung oder Schmerzen.

Die Behandlung des Bruxismus stellt Zahnärzte vor spezielle Herausforderungen. Der Zahnarzt ist hier nicht ausschließlich in seiner Funktion als Mediziner gefragt. Erwartet werden vielmehr seine Fähigkeiten als Vertrauensperson, ganzheitlicher und gewissenhafter Diagnostiker und Netzwerkkoordinator. Diese Vorgehensweise erfordert Zeit, Geduld, Empathie und Feingefühl. (vgl. Leitlinien Psychosomatik, 2006, S. 33–34).

1.3 Ziel und Fragestellung

Das Ziel der vorliegenden Arbeit ist, darzustellen wie ein Case Management Konzept die Behandlung von Bruxismus Patienten innerhalb der zahnmedizinischen Versorgung unterstützen könnte. Hierzu ist die Auseinandersetzung mit den aktuellen Herausforderungen der Bruxismus Versorgung sowie die Eruierung schon bestehender Ansätze von Case Management in diesem Kontext notwendig.

Daraus ergeben sich folgende Fragen:

- Welche aktuellen Herausforderungen bestehen bei der Behandlung von Bruxismus Patienten?
- Welche Ansätze von Case Management bestehen bereits innerhalb der zahnmedizinischen Versorgung von Bruxismus Patienten?
- Wie könnte Case Management bei der Behandlung der Bruxismus Patienten unterstützend wirken?

1.4 Aufbau der Arbeit

Einleitend werden die aktuellen Herausforderungen bei der Patientenbehandlung für Fachkräfte im Gesundheitswesen und die spezifische Problematik in der zahnärztlichen Versorgung sowie die Relevanz für das Case Management beschrieben. Im Anschluss erfolgt mit Kapitel zwei die Ausführung der theoretischen Grundlagen des Case Managements und mit Kapitel drei der theoretische Hintergrund des Bruxismus. Kapitel 4 stellt den Praxisteil der Arbeit dar, in welchem eine mögliche Umsetzung von Case Management für Bruxismus aufgezeigt wird. Mit dem darauffolgenden Fazit schließt die vorliegende Arbeit ab.

Zur Beantwortung der Fragestellung erfolgte eine Literaturrecherche in der EBSCO Datenbank sowie Google Scholar. Weiter wurden Internetquellen hinzugezogen. Die vorliegende Seminararbeit wurde entsprechend dem Leitfaden der FOM gestaltet.

2 Theoretischer Hintergrund Case Management

2.1 Definition Case Management

Eine einheitliche Definition für Case Management existiert in der Literatur nicht. Es finden sich verschiedene Begriffsbestimmungen und verwendete Synonyme, die für den jeweils betreffenden Arbeitsbereich stimmig sind. Im medizinischen Bereich wird nach deutschsprachiger Literatur häufig gleichbedeutend der Begriff „(klinisches) Fallmanagement" verwendet (vgl. Wendt, W.R., 2018, S. 62–64).

Bezüglich der vorliegenden Thematik bietet die Deutsche Gesellschaft für Care und Case Management (DGCC, "Was ist Case Management (CM)?", 2020) eine stimmige Definition:

„Case Management ist eine Verfahrensweise in Humandiensten und ihrer Organisation zu dem Zweck, bedarfsentsprechend im Einzelfall eine nötige Unterstützung, Behandlung, Begleitung, Förderung und Versorgung von Menschen angemessen zu bewerkstelligen. Der Handlungsansatz ist zugleich ein Programm, nach dem Leistungsprozesse in einem System der Versorgung und in einzelnen Bereichen des Sozial- und Gesundheitswesens effektiv und effizient gesteuert werden können."

Diese Definition vermittelt deutlich, dass es sich um ein schrittweises Vorgehen auf mehreren Ebenen mit Betonung auf Individualität in jedem einzelnen Fall handelt. Zum Ausdruck gebracht wird, dass Case Management eine gleichzeitige Gültigkeit für die zwei Bereiche Fall- und Systemsteuerung besitzt (vgl. Monzer, M., 2018, S. 1).

Das bedeutet, Case Management setzt sich zum Ziel, Möglichkeiten zu einer individuellen Unterstützung des einzelnen Falls zu bieten (Fallebene). Ebenfalls konstruiert Case Management auch Netzwerke um einen unkomplizierten Zugang zu relevanten Dienstleistern sowie interdisziplinäre Zusammenarbeit zu gewährleisten (Systemebene) (vgl. ebd.).

2.2 Funktionen

Die Aufgabe von Case Management ist die Koordination verschiedener Leistungsanbieter, das Überwinden von Schnittstellen zu anderen Versorgungsbereichen und die Entwicklung von Lösungen für Versorgungsprobleme (vgl. Ewers, M., 2011, S. 63). Um diese Ziele zu erreichen, finden sich im Case Management drei wesentliche, im Folgenden von Ewers beschriebene Funktionen (vgl. Ewers, M., 2011, S. 63–72). Die einzelnen Funktionen stellen sich konkurrierend zueinander dar und sind in der Realität nicht in typischer abgegrenzter Form vorzufinden. In der Regel erhält eine der Kernfunktionen entsprechend dem betreffenden Arbeitsbereich besonderes Gewicht (vgl. Ewers, M., 1996, S. 25).

Advocacy (anwaltschaftliche Funktion)

In seiner Funktion als Anwalt vertritt der Case Manager die Interessen und Bedürfnisse des einzelnen Klienten gegenüber Kostenträgern und beteiligten Dienstleistern, schließt Abkommen mit unterstützendenden Dienstleistern, um den Aufwand und die Kosten für den Patienten zu mildern. Er unterstützt und informiert den Patienten über seine Ansprüche auf die Kostenübernahme von Leistungen, über weitere Hilfsmöglichkeiten und vermittelt individuelle passende Angebote.

Systembezogen engagiert er sich für den Aufbau von unterstützenden Strukturen in Form von medizinischen Versorgungszentren und der Konstruktion von Expertennetzwerken. Er schließt die Lücke der eventuell fehlenden Vorerfahrung.

Zu seiner Aufgabe gehört die Begründung der Notwendigkeit von Versorgungsleistungen gegenüber Kostenträgern und die Beratung über Möglichkeiten der Finanzierung bei fehlenden Ansprüchen. Sein Ziel ist es die Eigenverantwortung, Selbstreflexion und Empowerment des Klienten zu stärken.

Broker (vermittelnde Funktion)

Der Broker besitzt die Aufgabe der Darlegung und Koordination bestehender Versorgungsangebote und Anbieter. Er erstellt einen mit dem Patienten abgestimmten, individuell angemessenen Behandlungsplan. Der Case Manager sollte im vorliegenden Fall möglichst nicht selbst Leistungserbringer sein, sondern eine neutrale Instanz besitzen.

Gate-Keeper (selektierende Funktion)

Übernimmt der Case Manager die Funktion des Gate-Keepers, steht die ökonomische Perspektive im Vordergrund. Die Hauptaufgabe liegt in der Selektion und Steuerung des Leistungszuganges. Der Case Manager besitzt hier eine Schlüsselposition zwischen den Bedürfnissen des Klienten auf der einen Seite und den Leistungserbringern und Kostenträgern auf der anderen Seite. Er prüft, wer Anspruch auf Leistungen hat und orientiert sich hierbei an den gesamtgesellschaftlichen Interessen unter der gegebenen Situation knapper Ressourcen. Ziel ist eine angemessene, effiziente, kostensparende Versorgung durch gewissenhafte Fallauswahl und stetige Verlaufskontrolle. Entscheidungen und Vorgehensweise erfolgen stark budgetorientiert (vgl. Ewers, 1996, S. 30–31).

2.3 Phasen

Der prozessorientierte Charakter des Case Management ermöglicht ein strukturiertes Vorgehen um die Komplexität des einzelnen Falles schrittweise zu erfassen und die bestmöglichste Unterstützung zu gewährleisten.

Abbildung 1: Phasen des Case Management

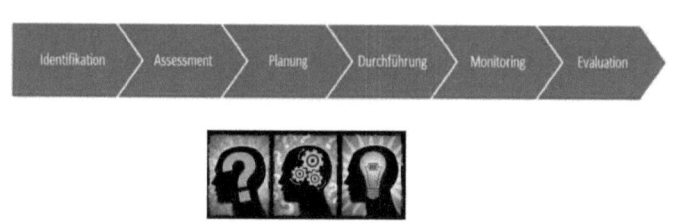

Quelle: Hildebrandt, 2017, o. S.

Klärungsphase/Fallauswahl (Intake)

Case Management stellt in der Regel eine zusätzliche intensivere Form der Unterstützung dar, die dann zum Einsatz kommt, wenn übliche Maßnahmen nicht ausreichend greifen. Aufgrund der begrenzten Ressourcen des Gesundheitssystems erfolgt die Selektion der Fälle durch Überprüfung der Zugangsvoraussetzungen am Einzelfall (vgl. Monzer, 2018, S. 96). Identifiziert werden Fälle, die eine hohe Komplexität aufweisen, eine spezielle Behandlung mit bestimmter Vorgehensweise benötigen oder bei denen das Case Management besonders positive Effekte erzielen könnte (vgl. Ewers, 1996, S. 33).

1. Klärungsphase/Fallauswahl (Verpflichtung)

Im nächsten Schritt erfolgt nach Klärung wichtiger Kriterien der Zusammenarbeit sowie der Erfassung des Unterstützungsbedarfes das verbindliche Abkommen zur Aufnahme in das Case Management.

Vom ersten Kontakt an ist der Aufbau einer Vertrauensbasis zum Klienten von elementarer Bedeutung. Nur so können alle relevanten Aspekte erfasst, aufkommende Konflikte geklärt und volle Unterstützung geleistet werden.

2. *Assessment (Abklärung)*

Das Assessment spielt eine ausschlaggebende Rolle für den Verlauf des Case Managements. Es wird eine tiefgehende Situationseinschätzung und ausführliche Analyse aller relevanten Begleitumstände und Informationen durchgeführt, um die passgenaue einzelfallorientierte Betreuung planen zu können (vgl. Ewers, 1996, S. 33). Das Assessment stellt einen kontinuierlichen Prozess während des gesamten Ablaufes dar.

3. *Serviceplanung (Unterstützungsplanung)*

Auf Grundlage der bisher gewonnenen Daten und Erkenntnisse erfolgt die Erstellung eines Versorgungplanes und Zustimmung des Klienten. Die Zielerarbeitung und Zielsetzung sollte in einem partizipativen Prozess mit dem Klienten erfolgen, um möglichst erfolgreichen Einsatz der Hilfeleistung zu gewähren. Ziele sollten präventiv und langfristig angelegt sein sowie überprüfbar definiert werden (vgl. Ewers, 1996, S. 34)

4. *Linking (Umsetzung)*

Bestandteil des Linking ist die Implementation des Unterstützungsplanes und Koordination des Leistungsablaufes. In dieser Phase geht es darum, den Klienten und mitwirkende Dienstleister mittels Kontrakten an das Case Management und die aktive Mitarbeit zu binden. Kommunikation und Interaktion besitzen hier einen hohen Stellenwert. An dieser Stelle tauchen oftmals Konflikte, beispielsweise bezüglich der Mitarbeit und Motivation auf (vgl. Wendt, 2018, S. 160).

5. *Monitoring (Überwachung)*

Der Case Manager hat die Aufgabe den Verlauf der Versorgung kontinuierlich zu überwachen. Gegebenenfalls ist ein Reassessment notwendig. Dies kann beispielsweise durch einen veränderten Bedarf des Klienten oder die Unwirksamkeit bestimmter Maßnahmen begründet sein. Ziel des Monitoring ist ebenfalls die Identifikation und Vermeidung von Qualitätsmängeln (vgl. Ewers, 1996, S. 35).

6. *Evaluation*

Bei der Evaluation wird der weitere Unterstützungsbedarf des Klienten geprüft und der Kontrakt des Case Management entweder vollständig gelöst oder entschieden in welcher Form eine weitere Versorgung erfolgt. Mit dem Ende der Maßnahme ist die Überprüfung der Wirksamkeit zur Qualitätsverbesserung der Versorgung auf System- und Organisationsebene verbunden (vgl. ebd.).

3 Theoretischer Hintergrund Bruxismus

3.1 Definition Bruxismus

Ergebnissen einer Studie des Informationsdienstes des Instituts der deutschen Zahnärzte von 2010 zufolge wird Bruxismus als das am meisten zunehmende Beschwerdebild von Zahnärzten wahrgenommen (vgl. Micheelis et.al., 2010, S. 13–14). Bei der aktuellen Definition von Bruxismus nach internationalem Expertenkonsens (Lobbezoo, et al., 2013, S. 2–4) wird zwischen Wach- und Schlafbruxismus unterschieden:

„Bruxismus ist eine sich wiederholende Kaumuskelaktivität, die durch Knirschen oder Pressen auf den Zähnen und/oder durch Anspannung bzw. Pressen der Kiefer aufeinander gekennzeichnet ist. Bruxismus hat zwei verschiedene zirkadiane Manifestationen und kann während des Schlafes (Schlafbruxismus) oder im Wachzustand (Wachbruxismus) auftreten."

Aufgrund der unterschiedlichen diagnostischen Vorgehensweise bei Bruxismus weisen die Angaben zur Prävalenz eine hohe Varianz auf. Für Bruxismus im Erwachsenenalter wird von einer Prävalenz von rund 20% der Bevölkerung ausgegangen, wobei Wachbruxismus häufiger vorliegt (22,1%-31%) als Schlafbruxismus (12,8% ± 3,1%) (vgl. Manfredini et al., 2013, S. 99–110).

3.2 Folgen und Ätiologie von Bruxismus

Bruxismus ist ein komplexes Phänomen (vgl. Jochum et. al., 2019, S. 287) und kann ernsthafte Folgen haben (vgl. Landeszahnärztekammer Sachsen, 2023, S. 22–26). Der Kiefer funktioniert als Ventil zum Stressabbau und es kommt zu Krafteinwirkungen auf den Zahnapparat von bis zu 400 kg durch Pressen oder Knirschen (vgl. Peroz et. al, 2010, S. 23–33).

Mögliche Folgen sind unter anderem Kiefer-, Gesichts-, Kopf- und Ohrenschmerzen, Verspannungen im Gesichts- und Nackenbereich, Tinnitus, eingeschränktes Hör- und Sehvermögen, Schwindel, Craniomandibuläre Dysfunktion, eingeschränkte

Mundöffnung sowie Schäden der Zahnhartsubstanz (vgl. Beushausen, 2019, S. 7). Häufig werden kostenaufwändige Restaurationen notwendig.

Die Ursachen von Bruxismus sind multifaktoriell gelagert und teilweise nicht klar erkennbar. Vordergründig werden aktuell als ätiologisch bedeutend – nicht mehr wie früher Okklusionsstörungen – Faktoren des zentralen Nervensystems angesehen. Als Ursachen angeführt werden: Psychosozialer Stress, Angst-, Schlafstörungen, genetische Faktoren, Reflux, Substanzkonsum (vgl. Peroz, 2019, S. 8–9).

3.3 Aktuelle Vorgehensweise und Herausforderungen

Zur Behandlung von Bruxismus wird aktuell ein multidimensionaler Therapieansatz mittels Aufklärung, Schienen, Psychotherapie und Medikamenten („multiple-P approach": pep-talk, plates, psychology, pills) sowie die Restauration geschädigter Zähne empfohlen (vgl. Manfredini et al., 2017, S. 437–438). Die Patientenedukation besitzt hierbei besondere Bedeutung. Weiter sind auch physiotherapeutische Maßnahmen angezeigt (vgl. Ingrid et. al, 2019, S. 87–88). Eine interdisziplinäre Zusammenarbeit mit fachübergreifenden Experten hat sich hierbei als erfolgreich erwiesen (vgl. Beushausen, 2019, S. 68).

Bei der Betrachtung der tatsächlichen Vorgehensweise und Umsetzung der Empfehlungen zeichnet sich ein heterogenes Bild. Wie umfassend und individuell passgenau die Behandlung gestaltet ist, scheint in Abhängigkeit vom jeweiligen Akteur und seiner Expertise zu erfolgen. Spezialisierte oder ganzheitlich ausgerichteten Praxen bieten häufiger die Möglichkeit einer gezielten Behandlung (vgl. SWR2, 2020. o. S.).

Ansätze, die im Rahmen eines Case Managements genutzt werden könnten finden sich in Form von ganzheitlichen Behandlungsansätzen, ausführlicher Aufklärung, multimodaler Behandlung und interdisziplinärer Zusammenarbeit. Diese Vorgehensweise erfolgt häufig in Spezialpraxen und wird aktuell nicht einheitlich umgesetzt.

Aktuell stellt die Behandlung von Bruxismus-Patienten Zahnärzte vor große Herausforderungen. Durch fehlende Aufklärung und nach wie vor somatischer Auffassung zahnmedizinischer Erkrankungen auch von Patientenseite, besteht das Risiko des Unverständnisses sowie einer unrealistischen Erwartungserhaltung gegenüber dem Erfolg restaurativer Maßnahmen. Die eingeschränkte Haltbarkeit von Kronen und die hohe Gefahr erneuter Defekte liegt in der – durch Bruxismus verursachten – Krafteinwirkung auf die Zahnsubstanz begründet. Nicht selten sind Zahnärzte deshalb mit juristischen Problemen konfrontiert (vgl. Wolowski et. al., 2021, S. 951). Für Bruxismus gibt es keine universell gültige und heilende Therapie, es wird deshalb eher von Management gesprochen. Von elementarer Bedeutung für eine passgenaue Versorgung ist die Ursachenforschung in jedem einzelnen Fall. Um alle relevanten Faktoren erfassen zu können, ist die Offenheit des Patienten sowie eine umfassende Aufklärung von Seiten des Behandlers gefordert. Dies benötigt Zeit, Geduld und Empathie. Bei unstrukturierter Behandlung kann Bruxismus durch zahlreiche Reparaturmaßnahmen und Arztbesuche zu enormen Kosten für das Gesundheitssystem und den Patienten führen.

Im Arbeitsalltag sehen sich Fachkräfte in der Unvereinbarkeit von Patientenorientierung und Qualität sowie wirtschaftlichen Zwängen gefangen (vgl. Wolowski, et.al, 2021, S. 951–958). Innerhalb der regulären Versorgung sind die Möglichkeiten einer angemessenen Behandlung häufig stark beschränkt und von den finanziellen Möglichkeiten des Patienten abhängig.

4   Case Management innerhalb der zahnärztlichen Versorgung am Beispiel von Bruxismus

4.1 Modell und Funktion des Case Managers innerhalb der zahnärztlichen Versorgung

Case Management wird entsprechend seinem Zweck und organisatorischen Rahmen von passenden Instanzen durchgeführt. Welche Instanz zur Steuerung eingesetzt wird, beeinflusst weitgehend den Fokus des Geschehens und die Wahl der Maßnahmen. Für die ambulante medizinische Versorgung dürften Modelle angemessen sein, bei welchen professionelle Kräfte ihr Fachwissen und ihre Erfahrung als

- Generalistischer Fallmanager oder Makler
- Primärer Therapeut
- Interdisziplinäres Team

zum Einsatz bringen (vgl. Weil, 1991, S.101-103).

Das Modell des primären Therapeuten basiert auf einer besonders vertrauensvollen Beziehung zum Klienten und wird meist von Ärzten, Sozialarbeitern oder Psychologen mit entsprechender Weiterbildung ausgeführt.

Der Zahnarzt ist der dauerhafte Begleiter des Bruxismus Patienten und erfüllt mit seiner medizinischen Expertise die notwendigen Voraussetzungen für die zahnmedizinische Behandlung. Für Bruxismus dürfte deshalb ein Modell angemessen sein, bei dem das Fall- und Case Management durch eine professionelle Kraft aus dem zahnmedizinischen Bereich erfolgt und der Zahnarzt in seiner Funktion als primärem Therapeuten die Rolle des Case Managers übernimmt. Voraussetzung hierfür ist eine entsprechende Qualifikation und Weiterbildung im Bereich Case Management, Psychologie und Physiotherapie.

Das Modell des primären Therapeuten bietet den Vorteil, dass Entscheidungen über das Vorgehen auf Expertenwissen und Erfahrung beruhen. Eine einzige vertrauensvolle Person kann den Patienten begleiten und somit besteht eine bessere Möglichkeit eines ganzheitlichen umfassenden Blickes auf den Betroffenen. Fehlsteuerungen können schneller erkannt werden. Weiter sind kontinuierliche Qualitätsverbesserungen durchführbar, da der Case Manager als Person des Leistungserbringers den gesamten Prozess im Blick hat und überwachen und bei Bedarf verändert gestalten kann. Als Nachteil wird vor allem das Risiko gesehen, dass für den Zahnarzt die wirtschaftlichen Aspekte seiner Praxis im Vordergrund stehen. Dies führt nicht selten zu Misstrauen seitens des Patienten und kann einen Störfaktor für die positive Arzt-Patienten-Beziehung darstellen. Ein weiteres Risiko besteht in der möglichen Fokussierung auf die eigene Fachdisziplin.

Die Handlungsorientierung des Case Managers innerhalb der zahnärztlichen Versorgung ist stark von seiner Rolle als Gate-Keeper geprägt. Sein Ziel ist eine angemessene, passgenaue sowie kostensparende, leicht zugängliche Versorgung. Ineffiziente Maßnahmen und „Ärzte-Hopping" sollen durch das Angebot einer multimodalen Behandlung vermieden werden. Um dies zu gewährleisten, erfolgt die Auswahl der Fälle für das Case Management - Konzept gezielt auf Grundlage von Zugangskriterien. Ausschlaggebende Kriterien sind hierbei beispielsweise das Schadensausmaß des Zahnhalteapparates, Schmerzen, die Fähigkeit zur Selbsthilfe des Patienten sowie die Komplexität des Beschwerdebildes. Auch die Erfolgsaussicht gemessen an den Ursachen und der Motivation des Patienten zur Mitarbeit stellt ein wichtiges Kriterium dar. Der Zahnarzt muss die Wirtschaftlichkeit seiner Leistungserbringung berechnen und darlegen. Für ihn liegt der Fokus neben der individuellen Patientenbehandlung auch auf ökonomischen Aspekten. Entscheidungen sind somit stark budgetorientiert. Welcher Aspekt stärker gewichtet wird, welches der beiden Prinzipien (Patientenorientierung oder Wirtschaftlichkeit) im Vordergrund steht, liegt bei dem jeweiligen Akteur. Dies kann zu Intransparenz für den Patienten und Misstrauen führen (vgl. Monzer, 2018, S. 17).

4.2 Ablauf des Case Management

Case Management als Handlungskonzept ermöglicht dem Zahnarzt eine prozessorientierte strukturierte Vorgehensweise für die einzelnen Behandlungsschritte.

An dem folgenden Fallbeispiel soll ein Eindruck der Vielschichtigkeit des Bruxismus Phänomens vermittelt und dargestellt werden, wie Case Management umgesetzt werden könnte. Zu beachten ist, dass aufgrund der Komplexität bei Bruxismus im Praxisalltag auch andere Fallszenarien auftreten (vgl. Beushausen, 2019, S. 64–66).

Fallbeispiel

Frau M. ist eine engagierte Projektleiterin, die sich gerne an Aufgaben festbeißt. Sie ist vor kurzem in die Großstadt gezogen. Dort hat sie noch keine sozialen Kontakte.

Sie arbeitet viel, ist abends sehr erschöpft und kommt schwer zur Ruhe. Ihre regelmäßigen Joggingrunden und das Fitnessstudio hat sie aus Zeitgründen aufgegeben.

Seit kurzem leidet Frau M. unter morgendlichen Kiefer-, Schulter- und Nackenschmerzen sowie eingeschränkter Mundöffnung.

Wegen einer Gesichtsneuralgie und Ohrenschmerzen suchte sie vor einiger Zeit einen HNO-Arzt und Neurologen auf – ohne Befund. Aufgrund einer defekten Keramikkrone am Frontzahn konsultiert sie einen Zahnarzt und schildert auch die Kieferbeschwerden.

Dieser stellt starke Abriebspuren an Front- und Eckzähnen fest und fertigt eine Aufbissschiene zum Schutz an. Er weist die Patientin auf bestehenden Bruxismus und möglichen Zusammenhang mit Stress hin und empfiehlt Physiotherapie sowie Logopädie. Frau M. hat im Moment keine Zeit für so viele Termine. Warum sie zur Logopädie soll, versteht sie nicht.

Klärungsphase

Der erste Behandlungsschritt in der Zahnarztpraxis entspricht der Klärungsphase im Case Management. In seiner Funktion als Gate-Keeper prüft der Zahnarzt, ob der vorliegende Bruxismus - Fall die Selektionskriterien für ein Case Management Programm erfüllt. Als Instrument dient die Befragung des Patienten, unter anderem zu Beschwerden, Unterstützungsbedarf, Vorwissen und Mitarbeitsvermögen. Von Beginn an, legt der Case Manager besonderen Wert auf den Aufbau einer vertrauensvollen Arzt-Patienten Beziehung. Sind die Zugangsvoraussetzungen und Erfolgsaussichten für die Behandlung erfüllt, erfolgt die Klärung der Erwartungen des Patienten, die Aufklärung über mögliche Ursachen und Behandlungen sowie die Vermittlung der Funktion des Case Management mit den Rahmenbedingungen der Zusammenarbeit (z.B. Einhaltung der Termine, aktive Mitarbeit bei Übungen). Abschließend erfolgt mit Schließung des Kontraktes die Aufnahme in das Case Management Programm.

Am Fallbeispiel

Bei Frau M. liegt eine hohe Vielschichtigkeit der Symptomatik, sehr eingeschränkte Möglichkeiten zum Selbstmanagement aufgrund der Schmerzen und der Anspannung sowie das hohe Risiko weiterer Schäden der Zahnsubstanz vor. Es erfolgt die Aufnahme in das Case Management – Programm.

Assessement

Der nächste Termin in der Zahnarztpraxis ist dem Assessment mit der Anamnese gewidmet. In dieser Phase liegt der Schwerpunkt auf der Ursachensuche und der Patientenedukation. Beide Punkte besitzen eine hohe Bedeutung für den Behandlungsverlauf. Das Erkennen der Ursachen ist die Voraussetzung für eine passgenaue Versorgung und erfordert vom Case Manager häufig viel Geduld, Empathie und Zeit. Hierbei ist das Verständnis des Patienten für die Relevanz seiner Offenheit sowie sein Wissen über mögliche psychosomatische Zusammenhänge von Bruxismus unabdingbar. Für viele Patienten erscheint der Zahnarzt hier in der Rolle des psychologischen Gesprächspartners sehr ungewohnt. Deshalb ist in dieser Phase besonderes Feingefühl gefordert. Die Abklärung sollte nicht auf dem Behandlungsstuhl erfolgen, auf dem sich der Patient meist sehr ausgeliefert fühlt, sondern in einem separaten Gesprächszimmer mit angenehmer Atmosphäre. Das Assessment stellt einen kontinuierlichen Prozess währen der gesamten Behandlung dar.

Am Fallbeispiel
Die tiefgehende Anamnese bei vertrauensvoller Gesprächsatmosphäre verdeutlicht, dass bei Frau M. Stressbelastung eine große Rolle für den Bruxismus spielt.

Serviceplanung

Auf Grundlage der Diagnoseergebnisse erstellt der Case Manager innerhalb der Serviceplanung einen multidisziplinären Behandlungsplan und Kostenvoranschlag. Ein wichtiger Bestandteil dieser Phase ist die gemeinsame Erörterung der gewünschten Ziele des Patienten und der Prognosestellung der Behandlung. Die Aufgabe des Case Managers ist es, so weit wie möglich Transparenz und Klarheit darüber zu schaffen, welche Ergebnisse realistisch mit welchen Mitteln bis zu welchem Zeitpunkt zu erreichen sind. Hier spielen sowohl medizinische als auch ökonomische Aspekte eine große Rolle. In seiner Funktion als Gate-Keeper erfolgen Entscheidungen hier stark budgetorientiert.

Weiter unterstützt er den Patienten bei der Formulierung subjektiver Erwartungen und Wünsche. Diese sollten spezifisch, überprüfbar und terminiert formuliert werden. Ziele die „schwammig" definiert sind (z.B. „ich möchte mich wieder wohl fühlen") bieten ein hohes Risiko für enttäuschte Erwartungen und Missverständnisse. Konflikte, Behandlungsabbrüche und Ärztehopping sollen so vermieden werden. Da Bruxismus nicht heilbar ist, sondern eher „gemanagt" wird, ist es lohnenswert, die Zeit für die gemeinsame Zielklärung aufzubringen.

Am Fallbeispiel

Frau M. wünscht sich in erster Linie Schmerzfreiheit.

Der Case Manager erklärt ihr, dass die verordnete Aufbissschiene zunächst einen Zahnschutz darstellt und nicht zu sofortiger Schmerzlinderung führt. Hierzu ist die Bearbeitung des Stresslevels und die aktive Mitarbeit von Frau M. notwendig, um Fehlspannungen zu reduzieren.

Gemeinsam mit dem Case Manager festgelegte und dokumentierte Ziele von Frau M. sind:

- Tragen der Schiene
- Bearbeitung von Selbstbeobachtungsbögen zum Stresserleben und Kieferanspannung
- Spazierengehen abendlich 15 min zur Entspannung
- Besprechung mit Arbeitgeber zu Möglichkeiten der Überstundenreduktion

Linking und Monitoring

Mit dem Linking beginnt die aktive Behandlungsphase.

Die isolierte Therapie durch eine einzelne Fachdisziplin führt selten zum Erfolg für die Betroffenen. Bei Bruxismus hat sich eine interdisziplinäre Zusammenarbeit mit relevanten Experten bewährt. Voraussetzung hierfür ist die Öffnung der Fachärzte für ein biopsychosoziales Krankheitsverständnis und eine ganzheitliche Herangehensweise über ihren Fachbereich hinweg. Die interdisziplinäre Zusammenarbeit erleichtert die Terminkoordination und Leistungssteuerung. Der Patient erfährt geringen Organisationsaufwand und leichte Zugänglichkeit und die zusätzlich notwendige, hochqualifizierte Versorgung kann so besser sichergestellt werden.

Abbildung 2: Interdisziplinäre Netzwerke relevanter Experten

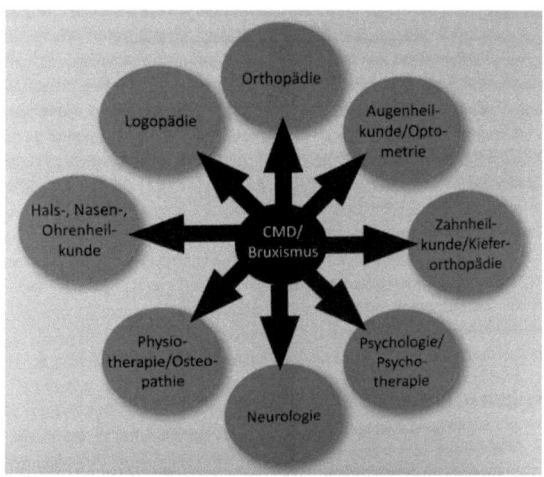

Quelle: (Beushausen, 2019, S. 68)

Eine andere Möglichkeit bietet die umfassende Versorgung aus „einer Hand". Hier ist der Zahnarzt als Case Manager qualifiziert, selbst Methoden der Psycho- und Physiotherapie anzuwenden. In dieser Form sind aktuell Ansätze von Case Management in spezialisierten Zahnarztpraxen zu finden.

In der Phase des Linking kommt es nicht selten zu Konflikten beispielsweise durch unzureichende Adhärenz, Missverständnisse über die Vorgehensweise oder Misserfolge in der Behandlung. An diese Stelle sind die Kommunikations- und Interaktionskompetenz des Case Managers besonders gefordert.

Es erfolgen Termine zur Verlaufskontrolle und deren Dokumentation. Durch sorgfältiges Monitoring können die Wirksamkeit der Maßnahmen überprüft und bei Bedarf Änderungen vorgenommen werden (Reassessment). Ziel ist die Vermeidung von Qualitätsmängeln und ineffizienter Behandlung.

Am Fallbeispiel

Der passgenaue Behandlungsplan, die Rahmenbedingungen (Verpflichtung zur Mitarbeit und Terminen sowie Kosten) beinhaltet die Versorgung mit einer Aufbissschiene, manueller Therapie und Selbstbeobachtungsbögen. Es erfolgen regelmäßige Kontrolltermine mit Recall.

Der CM ist hierbei als spezialisiert weitergebildeter Zahnarzt tätig und somit befähigt, Methoden der Verhaltens- und Physiotherapie einzusetzen. Durch Koordination und interdisziplinäre Zusammenarbeit mit Fachärzten kann unkompliziert die notwendige Logopädie integriert werden.

Evaluation und Behandlungsabschluss

Mit der Evaluationsphase wird der Kontrakt für das Case Management gelöst und die aktive Behandlung abgeschlossen. Es erfolgt der Übertritt des Falles in die Retentionsphase, in welcher Termine in größeren Abständen zur Retentionskontrolle erfolgen. Bei gutem Verlauf kann die Bruxismus-Kontrolle später innerhalb der jährlichen zahnmedizinischen Vorsorgeuntersuchung erfolgen. Nach Behandlungsende wird eine Patientenbefragung durchgeführt, die Wirksamkeit der Maßnahmen und Verlauf der Behandlung analysiert um kontinuierliche Qualitätsverbesserungen durchzuführen.

Am Fallbeispiel

Frau M. geht es besser. Durch das CM-Programm hat sie Bewusstsein für Stresserleben und die Auswirkungen auf ihren Kiefer entwickelt. Sie führt selbstständig Übungen zur Entspannung der Muskulatur durch, trägt die Schiene und setzt in kleinen Schritten ihrem Chef gegenüber Grenzen.

4.3 Ziele des Case Management

Das Ziel von Case Management als Handlungskonzept in der Bruxismus - Behandlung liegt vorrangig in der Bereitstellung einer systematischen, koordinierten, ganzheitlichen Herangehensweise für Behandlung und Monitoring. Daraus ergibt sich folgender erwarteter Nutzen:

Auf Fallebene

- Sicherstellung der nachhaltigen Behandlungswirksamkeit
- Verbesserung der Patientenorientierung
- Stärkung von Empowerment und Eigenverantwortung der Patienten
- Unterstützung bei der Adhärenz von Betroffenen
- Vermeidung von Über-/ Unter-/ Fehlversorgung (passgenaue Versorgung)

Auf Systemebene

- Erhöhung der Effektivität durch interdisziplinäre Zusammenarbeit
- Bereitstellung von Informationen über Behandlungsmöglichkeiten und die neuesten Entwicklungen zur Bruxismus-Therapie für Fachkräfte und Patienten
- Stärkung der Position der Zahnmedizin im Gesundheitswesen für Prävention und Behandlung psychosomatischer Erkrankungen

5 Fazit

In der vorliegenden Arbeit erfolgte die Auseinandersetzung mit den aktuellen Herausforderungen und der Vorgehensweise bei der Behandlung von Bruxismus – Patienten. Abgeleitet daraus wurde eine mögliche Umsetzung von Case Management dargestellt. Als bereits bestehende Ansätze von Case Management, die im Sinne dessen weiter ausgebaut werden könnten, konnten interdisziplinäre, multimodale, individuelle Behandlung und umfassende Patientenedukation eruiert werden. Die Umsetzung dieser erfolgt aktuell nicht einheitlich. Mit der Darstellung eines möglichen Behandlungsablaufes im Rahmen eines fiktiven Case Management Konzeptes konnte gezeigt werden, dass Case Management die Möglichkeit verbessern könnte, für jeden Einzelfall die entsprechende Therapieoption zu finden. Es ist anzunehmen, dass Case Management durch seine ganzheitliche, koordinierte, systematische Behandlung helfen könnte, Therapie und Monitoring zu verbessern um langfristig positive Effekte zu gewährleisten.

Denkbar wären in Zukunft die Errichtung zuständiger spezialisierter Praxen oder interdisziplinärer medizinischer Versorgungseinrichtungen. Als förderlich erweisen könnten sich ebenfalls Schulungen und Beratungen zum besseren Verständnis der Ursachen und Behandlung von Bruxismus für Patienten und Ärzte.

Zu beachten ist jedoch, dass eine erfolgreiche Implementierung von verschiedenen Faktoren wie z. B. der Verfügbarkeit spezialisierter Fachkräfte, Finanzierungsquellen und der Akzeptanz von Patienten und Mitarbeitern abhängig ist. Als Diskussionswürdig ist ebenfalls die vorrangige Gate Keeper Funktion anzusehen. In der Gate Keeper Funktion drückt sich deutlich die Problematik aus, mit der das Case Management im Gesamten behaftet ist. Der doppelte Auftrag, eine Orientierung an Effizienz und Kostendämpfung zu verfolgen und gleichzeitig Prinzipien der Ganzheitlichkeit und Patientenorientierung in den Vordergrund zu stellen führt zu begrenzten Möglichkeiten der Unterstützung. Entsprechende Konzepte zur Stärkung von Empowerment müssten grundlegender verankert und Finanzierungssysteme geschaffen werden um Case Management patientenorientierter zu gestalten.

Literaturverzeichnis

(Harvard, 12th ed.)

Beushausen, U. (2019): Wenn die Zähne knirschen: Logopädie bei Kieferproblemen durch Craniomandibuläre Dysfunktion (CMD) und Bruxismus: Wissenswertes für Therapeuten und Betroffene, Idstein: Schulz-Kirchner Verlag (VARIO Wissen), 2019

Emodi-Perlman, A. et al. (2020): Temporomandibular Disorders and Bruxism Outbreak as a Possible Factor of Orofacial Pain Worsening during the COVID-19 Pandemic—Concomitant Research in Two Countries, in: JCM, 9 (2020), Nr. 10, S. 1-12, <https://doi.org/10.3390/jcm9103250> [Zugriff 2023-05-19]

Ewers, M. (1996): Case management. Anglo-amerikanische Konzepte und ihre Anwendbarkeit im Rahmen der bundesdeutschen Krankenversorgung, (Discussion Paper P96_208), <http://bibliothek.wz-berlin.de/pdf/1996/p96-208.pdf> [Zugriff 2023-05-14]

Ewers, M. (2011): Case Management in Theorie und Praxis, unveränderter Nachdr. der 2. erg. Aufl., Bern: Huber, 2005

Jochum, H., Keel, P. and Baumgartner, A. (2019): Bruxismus, Myoarthropathie und Psychosomatik, in: Swiss Dental Journal, 129 (2019), S. 287

Landeszahnärztekammer Sachsen (2023): Update Bruxismus –Ursachen, Diagnostik und Behandlung, in: ZBS, 34 (2023), Nr.4, S.22-26

Lobbezoo, F. et al. (2013): Bruxism defined and graded: an international consensus, in: J Oral Rehabil, 40 (2013), Nr. 1, S.2-4, <https://doi.org/10.1111/joor.12011> [Zugriff 2023-05-19]

Manfredini, D. et al. (2013): Epidemiology of bruxism in adults: a systematic review of the literature, in: J Orofac Pain, 27 (2013), Nr. 2, S. 99–110, <https://doi.org/10.11607/jop.921> [Zugriff 2023-05-15]

Manfredini, D. et al. (2017): Current Concepts of Bruxism, in: Int J Prosthodont, 30 (2017), Nr. 5, S. 437–438, <https://doi.org/10.11607/ijp.5210> [Zugriff 2023-05-31]

Monzer, M. (2018): Case Management Grundlagen, 2., überarbeitete Auflage, Heidelberg: medhochzwei Verlag, 2018

Peroz, I. and Hantel, H. (2010): Stress, Stressverarbeitung und kraniomandibuläre Dysfunktionen - eine Longitudinalstudie, in: Zeitschrift für Psychosomatische Medizin und Psychotherapie, 56(2010), Nr. 1, S. 23–33, <https://doi.org/10.13109/zptm.2010.56.1.23> [Zugriff 2023-05-11]

Sambale, M. (2005): Empowerment statt Krankenversorgung: Stärkung der Prävention und des Case Management im Strukturwandel des Gesundheitswesens. Hannover: Schlütersche, 2005

Wendt, W.R. (2018) Case Management im Sozial- und Gesundheitswesen: eine Einführung, 7. überarbeitete und erweiterte Auflage, Freiburg im Breisgau: Lambertus, 2018

Wolowski, A., Schneider, H.-J. and Eger, T. (2021): Zahnmedizinische Beschwerdebilder mit psychosozialem Hintergrund, in: Bundesgesundheitsblatt, Gesundheitsforschung, Gesundheitsschutz, 64 (2021), Nr. 8, S. 951–958, <https://doi.org/10.1007/s00103-021-03369-y> [Zugriff 2023-05-04]

Internetquellen

Bundeszahnärztekammer (2006): Psychosomatik in der Zahn-, Mund- und Kieferheilkunde, (22-10-2006), <https://www.bzaek.de/fileadmin/PDFs/za/leitfaden_psychosomatik.pdf> [Zugriff 2023-05-19]

DGCC e.V. (2020): Was ist Case Management (CM) ?, (2020), <https://www.dgcc.de/case-management/> [Zugriff 2023-04-12]

Hildebrandt, H. (2017): Integrierte Versorgung und Case Management / Gesundheitscoaching / Patientenbegleitung, (2017-10-11), <https://agp-freiburg.de/downloads/2017/cm-fachtag/2017-09-22_Hildebrandt_WS1_CM-Fachtag.pdf> (2017-09-22) [Zugriff 2023-05-03]

Micheelis, Wolfgang, Bergmann-Krauss, Barbara, and Micheelis, Wolfganng, Bergmann-Kraus, BarbaraReich, Elmar (2010): Rollenverständnisse von Zahnärztinnen und Zahnärzten in Deutschland zur eigenen Berufsausübung, (No.1/2010), <https://www.idz.institute/publikationen/idz-information/rollenverstaendnisse-von-zahnaerztinnen-und-zahnaerzten-in-deutschland-zur-eigenen-berufsausuebung/> (2010-02-2026) [Zugriff 2023-05-19]

Peroz, I. et. al (2019): S3-Leitlinie (Langversion) Diagnostik und Behandlung von Bruxismus, (2019), <https://www.dgfdt.de/documents/266840/3732791/Leitlinie+Bruxismus/40b51e33-c45e-49a6-80fd-0889132e8aaf> [Zugriff 2023-05-23]

SWR2 (2020): Zähneknirschen – Ursachen und Behandlung, (2020-07-03), <https://www.swr.de/swr2/wissen/zaehneknirschen-ursachen-und-behandlung-swr2-wissen-2020-07-31-104.html> [Zugriff 2023-05-09]